BEI GRIN MACHT SICH IHR WISSEN BEZAHLT

AF151795

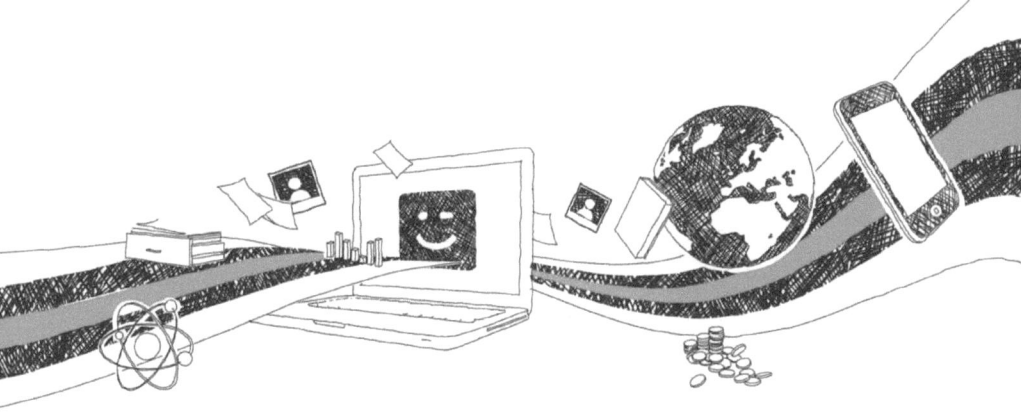

- Wir veröffentlichen Ihre Hausarbeit,
  Bachelor- und Masterarbeit

- Ihr eigenes eBook und Buch -
  weltweit in allen wichtigen Shops

- Verdienen Sie an jedem Verkauf

Jetzt bei www.GRIN.com hochladen
und kostenlos publizieren

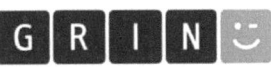

Bibliografische Information der Deutschen Nationalbibliothek:

Die Deutsche Bibliothek verzeichnet diese Publikation in der Deutschen National-
bibliografie; detaillierte bibliografische Daten sind im Internet über http://dnb.d-
nb.de/ abrufbar.

Impressum:

Copyright © 2010 GRIN Verlag, Open Publishing GmbH
Druck und Bindung: Books on Demand GmbH, Norderstedt Germany
ISBN: 9783640609604

Dieses Buch bei GRIN:

http://www.grin.com/de/e-book/149175/das-gesundheitskonzept-von-a-antonovsky

Janine Schluzy

Das Gesundheitskonzept von A. Antonovsky

Anwendbarkeit der Salutogenese bei Krebserkrankungen

GRIN Verlag

GRIN - Your knowledge has value

Der GRIN Verlag publiziert seit 1998 wissenschaftliche Arbeiten von Studenten, Hochschullehrern und anderen Akademikern als eBook und gedrucktes Buch. Die Verlagswebsite www.grin.com ist die ideale Plattform zur Veröffentlichung von Hausarbeiten, Abschlussarbeiten, wissenschaftlichen Aufsätzen, Dissertationen und Fachbüchern.

Besuchen Sie uns im Internet:

http://www.grin.com/

http://www.facebook.com/grincom

http://www.twitter.com/grin_com

HFH - Hamburger Fern- Hochschule

Studienzentrum Hamburg

Studiengang Pflegemanagement

Studienfach „Gesundheitswissenschaft"

Hausarbeit zum Thema:

Das Gesundheitskonzept von A. Antonovsky.
Anwendbarkeit der Salutogenese bei Krebserkrankungen

Vorgelegt von:

Janine Schluzy

Abgabetermin: 20.02.2010

Inhaltsverzeichnis

Abkürzungsverzeichnis

M.A.	Magistra Artrium/ Magister Artrium
Ph.D.	Doctor of Philosophy
bzw.	beziehungsweise

1 Rückblick in ein vergangenes Jahrhundert

Von Beginn an hätten die Mediziner, sich eigentlich nur eine Frage stellen müssen: „Was hält gesund?" und nicht „Was macht krank?". Ein Rückblick in das vergangene Jahrhundert lässt vielleicht erahnen, warum Mediziner sich vorrangig der Krankheit zugewandt haben und nicht der Gesundheit. Der autonome Mensch betrat die Arena und wollte durch Erfahrungen die Natur beherrschen. Die Klink entstand und der klinische Blick richtete sich auf den kranken Körper und reduzierte seine pathologischen Erscheinungen auf chemische Prozesse. Die Ansicht das der Körper ein Teil der Natur ist und nicht von dieser getrennt betrachtet werden kann verschwand aus den Köpfen der Menschen, welche im 16. Jahrhundert lebten. Zur endgültigen naturwissenschaftlichen Ausrichtung kam es im 19. Jahrhundert, in diesem gelangten auch die Ärzte zu ihrer Monopolstellung. Bis heute hat das vorherrschende naturwissenschaftliche Paradigma der Medizin Gültigkeit. Charakterisiert wird es in einer Konzeption des Körpers als Organismus, dessen Funktionen ihrem Wesen nach durch physikalische und chemische Prozesse bestimmt werden. Mit naturwissenschaftlichen Analysemethoden können die Prozesse untersucht werden und in ihrem kausalen Zusammenhang beschrieben werden. Krankheit drückt sich in Symptomen aus, deren Ursachen im Körpergeschehen mit geeigneten Diagnosemethoden als morphologisches Substrat objektiv zu messen und nachzuweisen sind. Verfestigt wurde die damalige Ansicht durch die erfolgreiche Bekämpfung von Infektionskrankheiten (Faltermaier 1994, S. 14f). Seit dem sind zwei Jahrhunderte vergangen und es kam zu einem Umdenken. Im vergangenen Jahrhundert, 1986 verlangte schon die Weltgesundheitsorganisation (WHO) ein Umdenken, sie wollte weg von der „klassischen- alten" Denkweise und hin zu einer „modernen Auffassung", zu einer Gesundheitsförderung für alle. Ein Ziel der Ottawa- Charta von 1986 war es den Menschen zu lebenslangen Lernen zu befähigen und ihn dabei zu unterstützen, mit den verschiedenen Phasen seines Lebens umgehen zu können, sowie mit eventuellen chronischen Erkrankungen oder Behinderungen (WHO, Ottawa-Charta, 1986). Eine Krebserkrankung ist ein traumatisches Ereignis im Leben eines Menschen und erschüttert diesen, egal ob die Krankheit im Kindesalter auftritt oder im fortgeschrittenen Erwachsenenalter. Keine Fachrichtung lässt so viel Raum für Spekulationen wie die Onkologie. Denn die genau Ursache einer Krebserkrankung ist bis heute nicht geklärt, bis lang sind nur prädisponierende Faktoren bekannt. Vor diesem Hintergrund stellte sich mir die Frage, ob es denn ein alternatives Konzept gibt, statt dem rein pathologischen, welches Möglichkeiten schafft, besser mit der Diagnose Krebs umzugehen. Aaron Antonovsky schuf ein Gesundheitskonzept welches sich der Frage zu wandte, warum Menschen gesund bleiben und Einige schwere Erkrankungen besser bewältigen und durchstehen als Andere. In der nachfolgenden Hausarbeit wird Antonovskys Konzept vorgestellt, im Anschluss wird Bezug auf die Anwendbarkeit bei Krebserkrankungen genommen und den Abschluss bildet die kritische Würdigung mit Stärken und Schwächen der Salutogenese.

2 Das Konzept der Salutogenese

Antonovskys Konzept der Salutogenese wurde in den 70er Jahren entwickelt, Entstehung und Grundlagen des Konzeptes werden zu erst vorgestellt. Im folgenden wird Bezug auf die Hauptelemente des Konzeptes genommen. Abgehandelt wird das Kohärenzgefühl mit den drei Komponenten Verstehbarkeit, Handhabbarkeit und Sinnhaftigkeit. Die Themen Gesundheits- Krankheits- Kontinuum, sowie Stressoren, Spannungszustände und generalisierte Widerstandsressourcen komplimentieren das Kapitel.

2.1 Entstehung und Grundlagen des Konzeptes

Die Salutogenese ist in der Gesundheitswissenschaft eines der bedeutsamsten Gesundheitskonzepte und eines der Konzepte, welche im Laufe der Zeit viele Anhänger gefunden hat. Begründer dieses renommierten Gesundheitskonzeptes ist der israelisch-amerikanische Medizinsoziologe Aaron Antonovsky. Geboren wurde er 1923 in den USA, wo er auch anfing das College zu besuchen, welches er aber nicht beenden konnte, weil er der US- Armee beitreten musste. Bis 1960 lebt er in den USA und erwarb 1952 in der Abteilung für Soziologie der Yale-Universität seinen M.A. und 1955 einen Ph.D., geprägt waren diese Abschlüsse eher durch eine zufällige Begegnung mit der Medizinsoziologie und der Stressforschung. Antonovsky und seine Ehefrau Helen verließen 1960 ihre gemeinsame Heimat, um nach Israel auszuwandern. In Israel befasste Antonovsky sich mit verschiedenen Projekten (Franke 1997, S. 13). In den 70-er Jahren während eines dieser Projekte stieß Antonovsky auf eine Gruppe von Überlebenden des Holocausts. Diese Gruppe, überlebender Frauen, wies einen angemessenen Gesundheitszustand auf, obwohl sie Höllenqualen durch litten haben müssen. Antonovsky war fasziniert und beeindruckt von dieser Gruppe Frauen, und nahm es zum Anlass umzudenken. Er forschte und entwickelte und schuf sein Gesundheitskonzept, das Konzept der Salutogenese (Rückert et al. 2006, S. 63). 1979 veröffentlichte er sein salutogenetisches Konzept in seinem ersten Buch *"Health, Stress and Coping"* welches in Amerika erschienen ist, 1987 folgte sein zweites Werk *"Unraveling the*

4

mystery of health". Es hat lange Zeit gedauert, bis man auch in Deutschland seinem Werk Aufmerksamkeit geschenkt hat. 1994 starb Antonovsky in Israel und erst 3 Jahre später, 1997 verfasste Alexa Franke die erste deutsche Übersetzung seines Konzeptes. Dabei stellte sie fest das sich Antonovsky Gesundheitskonzept, als Kernkonzept verstehen lässt. Zu dieser Annahme kam sie, weil viele Gedanken nicht zu Ende gedacht worden sind und ebenfalls weißt das Konzept Widersprüche auf (Franke 1997 S. 11). Trotz dieser Widersprüche fand das Konzept auch in Deutschland viele Anhänger, begründet könnte dies in Antonovskys Ausgangspunkt sein. Ausgehend von der traditionell-medizinisch pathologischen Sichtweise wird versucht zu erklären, warum Menschen krank werden. Gefragt wird vorrangig nach der Ursache, der aufgetretenen Krankheit. Traditionell gesehen ist Beginn jeder Forschung der Ausbruch einer Krankheit. Antonovsky widersetzte sich dieser traditionellen Sichtweise und näherte sich dem Thema auf eine andere Weise. Er untersuchte das Phänomen, dass Menschen trotz der Konfrontation mit einer Vielzahl von Gesundheitsrisiken und gesundheitsbelastenden Gegebenheiten gesund bleiben und nicht erkranken. Sein Ausgangspunkt war somit die Gesundheit eines Menschen (Rückert et al. 2006, S. 63). Salutogenese ist nach Antonovskys Auffassung aber nicht das Gegenteil von Pathogenese. Sondern versteht er unter salutogenetischer Orientierung ein fundamentales Postulat, dass Heterostase, Altern und fortschreitende Entropie als Kerncharakteristika aller lebender Organismen beschreibt (Antonovsky 1997, S. 29). Heterostase bezeichnet bei Antonovsky einen Grundzustand des Menschen, ausgehend davon das Krankheit nicht durch eine Störung der Homöostase hervor gerufen wird, sondern das die Krankheit ein notwendiger Zustand bei der Anpassung an neue Stressoren im Sinne einer Heterostase ist. Wörtlich genommen, ist die Heterostase als eine Störung der Homöostase aufzufassen. Entropie hingegen bezeichnet die Tendenz, sich auf einen Zustand immer größerer Unordnung hinzubewegen, dies findet statt wenn Stressoren bzw. nicht bewältigbare Stresssituationen überhand nehmen. Das Gegenteil von Entropie ist negative Entropie, dies ist die Fähigkeit eines Systems zur Ordnung. (Bengel 2001, S. 34). Auf Stressoren wird später im Text vertieft eingegangen. Festzuhalten ist bis dahin, dass der lebende Organismus, sprich der Mensch, sich in seinem Leben stets zwischen Krankheit und Gesundheit bewegt.

2.2 Das Kohärenzgefühl

Als Alexa Franke 1997 Antonovskys Hauptwerk übersetze, war sie bemüht Antonovskys Stil möglichst original ins Deutsche zu übersetzen. Gerade das Kernstück des Konzeptes wurde ins Deutsche mit unterschiedlichen Worten übersetzt, beispielsweise heißt es Kohärenzsinn, -

erleben, -empfinden oder auch Kohärenzgefühl. Eine einheitliche Übersetzung existiert bis heute noch nicht. Franke entschied sich den *sense of coherence* mit dem Kohärenzgefühl zu übersetzen, in der vorliegenden Hausarbeit wurde Frankes Übersetzung beibehalten (Franke 1997, S. 12). Antonovsky versteht unter dem Kohärenzgefühl eine Art Grundeinstellung des Menschen. Wenn äußere Bedingungen vergleichbar sind, hängt seiner Meinung nach, Gesundheit bzw. die Fähigkeit schnell zu gesunden von dieser Grundeinstellung, sprich dem Kohärenzgefühl des Einzelnen ab (Bengel 2001, S. 28). Für ihn ist das Kohärenzgefühl entscheidend dafür, welche Position der Mensch auf seinem entwickelten Gesundheits-Krankheits- Kontinuum einnimmt. Auf dieser wird im weiterführenden Text noch ausführlich eingegangen. Hier nur kurz erwähnt, es gibt einen gesunden Pol sowie einen kranken, der Mensch bewegt sich im Laufe seines Lebens immer irgendwo dazwischen (Antonovsky 1997, S. 33). Antonovsky versteht das Kohärenzgefühl als „Hauptressource" des Menschen und untergliedert dies in drei Komponenten:

Gefühl von Verstehbarkeit *(sense of comprehensibility)*:
- Darunter versteht man die Fähigkeit eines Menschen, interne und externe Stimuli als kognitiv sinnhaft wahrzunehmen. Der Mensch empfängt Informationen nicht chaotisch oder gar unerklärlich, sondern er empfängt konsistente, geordnete, klare und strukturierte Informationen. Ist diese Komponente stark ausgeprägt, dann sind in der Zukunft überraschende Stimuli erklärbar und gut einzuordnen oder aber gar vorhersagbar. Der Umgang mit existentiellen Erfahrungen im Leben ist besser, wenn der Mensch ein hohes Ausmaß von Verstehbarkeit besitzt.

Gefühl von Handhabbarkeit bzw. Bewältigbarkeit *(sense of manageability)*:
- Darunter versteht er die Überzeugung eines Menschen, dass Probleme lösbar sind. Der Mensch hat die Haltung, die Erfahrung und die Ressourcen zur Verfügung um den gestellten Problemen entsprechend begegnen zu können. Auch der Glaube an Gott oder eine höhere Macht spielen bei dieser Komponente eine Rolle. Glaube versetzt Berge, sowie das selbst ernannte Opfer wird auch immer das Opfer bleiben. Erschütternde Ereignissen im Leben werden durch Ausprägung dieser Komponente handelbar (Antonovsky 1997, S. 34f).

Gefühl von Sinnhaftigkeit bzw. Bedeutsamkeit *(sense of meaningfulness)*:
- Darunter versteht Antonovsky die Sinnhaftigkeit im Leben. Der Mensch muss den Sinn in

seinem Engagement erkennen, den Sinn dafür haben das es auch willkommene Herausforderungen im Leben gibt. Das es Herausforderungen gibt für welche es lohnt Energie aufzuwenden. Laut Antonovsky ist diese dritte Komponente die wichtigste. Empfindet der Mensch keinen Sinn in seinen Taten, so empfindet er das ganze Leben als unüberwindbare Last.

Zusammenfassend kann festgehalten werden, das dass Kohärenzgefühl erstens ein übergreifendes Konzept ist, das ein kognitives Verarbeitungsmuster aufweist, welches einer Person ermöglicht Informationen geordnet zu verarbeiten. Zweitens umfasst es die Haltung und den Glauben des Menschen, welchen ihn befähigt die gestellten Probleme zu lösen. Und abschließend ist hervorzuheben, dass dies alles nur Sinn stiftend ist, wenn der Mensch selber Sinn in seinen Taten sieht (Bengel 2001, S. 29f). Wenn man sich die Big Five bzw. das Fünf-Faktoren- Modell (FFM) aus der Persönlichkeitspsychologie vor Augen führt, dann sind Parallelen zum Kohärenzgefühl zu erkennen. Beiden gemeinsam ist, dass es sich im Laufe der Kindheit und des Jugendalters entwickelt (Waller, S. 22). Eine grundlegende Veränderung im Erwachsenenalter, ist beim Fünf- Faktoren- Modell sowie beim Kohärenzgefühl nur begrenzt möglich. Die Formung des Kohärenzgefühls erklärt Antonovsky mit Piagets Prinzip der Assimilation und der Akkomodation. Durch Erfahrung mit Konsistenzen wird die Komponente der Verstehbarkeit beeinflusst, Informationen wirken nicht chaotisch auf den Menschen ein, sondern vorhersehbar und sind somit strukturiert und leicht einzuordnen. Ist der Mensch weder Über- noch Unterforderungen ausgesetzt, sprich es besteht ein Verhältnis von ausgewogener Belastung, dann entsteht die Komponente Handhabbarkeit. Durch Einflussnahme auf die Gestaltung von Situationen, wird die Erfahrung gefördert und diese beeinflusst die Komponente Sinnhaftigkeit (Jork, Peseschkian 2006, S. 18f). Antonovsky erstellte einen Fragebogen, mit welchem er das Kohärenzgefühl eines Mensch ermitteln wollte. Die Testperson hatte die Auswahl zum Beispiel zwischen nie und sehr oft oder aber zwischen völlig faszinierend sein und todlangweilig sein, dazwischen lagen Kästchen von eins bis sieben, auf welchem die Testperson entscheiden konnte zu welcher Seite sie eher hintendierte. Veröffentlicht wurde dieser Fragebogen nicht als „Fragebogen zum Kohärenzgefühl" sondern als, „Fragebogen zur Lebensorientierung" im Jahre 1987 (Antonovsky 1997, S. 191f).

2.3 Das Gesundheits- Krankheits- Kontinuum

Als einer der Begründer der Gesundheitswissenschaften, hatte Antonovsky auch seine eigene Sicht von Gesundheit und Krankheit. Er hat aber niemals in einem seiner Werke eine eindeutige Definition von Gesundheit bzw. von Krankheit gegeben (Franke 1997, S. 182). Schlägt man Kontinuum im Duden nach findet sich dort die Erklärung- lückenlos; Zusammenhängendes. Und auch so sah Antonovsky die Beziehung zwischen Gesundheit und Krankheit. Er sah diese beiden Zustände als etwas zusammen hängendes. In seinen Werken sprach er von einem Gesundheits- Krankheits- Kontinuum. Bezogen auf eine Achse, mit einem Endpunkt Gesundheit und mit einem Endpunkt Krankheit, beschrieb Antonovsky des sich der Mensch, Zeit seines Lebens auf dieser Achse hin und her bewegt. Dies vollzieht sich nicht willkürlich, sondern ist abhängig von interaktiven Prozessen. Diese interaktiven Prozesse finden statt zwischen belastenden Faktoren, sogenannten Stressoren und schützenden Faktoren, den sogenannten Ressourcen. Bildlich kann man den Gesundheitszustand als eine Waage denken. In der einen Waagschale befinden sich die belastende Faktoren, auch Stessoren oder pathogene Faktoren genannt und in der anderen Waagschale befinden sich die schützenden Faktoren, sprich die Ressourcen eines Menschen, sprich die salutogenen Faktoren. Dabei wird nie eine Waagschale komplett leer sein. Es gibt laut Antonovsky keinen Zustand völliger Gesundheit bzw. keinen Zustand völliger Krankheit (Rückert et al. 2006, S. 64). Er selbst formuliert das so: " *Wir sind alle sterblich. Ebenso sind wir alle, solange noch ein Hauch Leben in uns ist, in einem gewissen Ausmaß gesund"* (Antonovsky 1997, S. 23).

2.4 Stressoren, Spannungszustände & generalisierte Widerstandsressourcen

Viele wissenschaftliche Begriffe wurden in die Alltagssprache übernommen und sind in dieser unscharf und mehrdeutig. Auch der Begriff Stress gehört zu diesen wissenschaftlichen Begriffen und wird alltagssprachlich mit Hektik, Zeitdruck und Schlaflosigkeit assoziiert. Wissenschaftlich gesehen steht der Begriff in einem umfassenderen Sinn. Gegenstand der Stressforschung ist die Analyse von Bedingungen, die das normale Funktionieren eines Systems gefährden sowie die Analyse der daraus resultierenden Folgen. Spätestens mit seinem Aufsatz *"Meine Odyssee als Stressforscher"* von 1991 zeigt sich auch Antonovskys Herkunft aus der Stressforschung. In der Stressforschung werden Bedingungen, welche das normale Funktionieren eines Systems gefährden als Stressoren bezeichnet. Meist sind Stressoren von außen einwirkende Größen, aber Stressoren können auch systemimmanent erzeugt werden (Siegrist, Knesebeck 2004, S. 121). Stressoren sind für Antonovsky nicht gleich zu setzen, mit einer Störung des Systems. Er erkennt die Gefahr in Stressoren sieht aber ebenfalls das positive in ihnen. Antonovsky versteht unter einem Stressor einen Stimulus, diese Ansicht hat er angelehnt an die früheren Arbeiten von Lazarus & Cohen aus dem Jahre 1977. Unter Stimulus kann jeder alltägliche Ärger definiert werden bishin zum kritischen Lebensereignis (Meller 2008, S. 39). Kritisch anzumerken ist, dass in der Literaur verschiedene Auffassungen von Antonovsky niedergeschrieben sind. Im Werk von Simone Melle versteht er einen Stressor als Stimulus und im Werk von Jürgen Bengel, welches zitiert aus *Health, Stress and Coping 1979,* definiert er einen Stressor als eine Anforderung, welche von innen und außen auf den Organismus wirkt, diese Anforderung stört sein Gleichgewicht. Zur Wiederherstellung des Gleichgewichtes benötigt es eine nicht- automatisch und nicht unmittelbar verfügbare, energieverbrauchende Handlung. Zentrale Aufgabe des Organismus ist, demzufolge die Bewältigung von sogenannten Spannungszuständen. Schafft der Mensch die Spannungsbewältigung, dann kommt es zu einer gesunderhaltenden bzw. gesundheitsförderlichen Wirkung auf den Organismus. In der heutigen Zeit kann man diese positive Bewältigung von Spannungszuständen mit dem Begriff Eustress erklären. Ein allgegenwärtiges Probleme sind aber immer noch die misslungenen Spannungsbewältigungen, so dass Stress bzw. Stressreaktionen entstehen. Aber auch hier findet Antonovsky wieder einen positiven Ansatz, denn für ihn haben Stressreaktionen nicht gleich zwangsläufig negative gesundheitliche Auswirkungen zur Folge. Erst wenn weitere Komponenten mit auf den Menschen einwirken, kommt es zu negativen gesundheitlichen Auswirkungen. Unter diesen Komponenten versteht Antonovsky vorhandene Krankheitserreger, Schadstoffe sowie allgemeine körperliche Schwächen. Bedeutung in der heutigen Zeit gilt Stressoren, welche das psychosoziale betreffen. Um noch einmal Bezug auf das Kohärenzgefühl zu nehmen, kann man festhalten, das Menschen mit einem schwachen Kohärenzgefühl in Stresssituationen dazu neigen handlungsunfähig zu werden und Emotionen nur schwer regulieren können (Bengel 2001, S. 33f). Demzufolge können Menschen mit einem starken Kohärenzgefühl viele Spannungen positiv bewältigen. Diese positive Spannungsbewältigung kann aber nur stattfinden, wenn der Mensch über generalisierte Widerstandsressourcen verfügt, sowie über Denken, Kommunizieren und Handeln aus gesammelter Lebenserfahrung. Generalisierte Widerstandsressourcen sind individuelle, kulturelle und soziale Faktoren, ebenso aber auch finanzielle Sicherheit, ICH- Stärke und Erfahrungen mit verschiedenen Bewältigungsstrategien. Antonovsky schuf einen Regelkreis des Lebens der besagt, je mehr generalisierte Widerstandsressourcen ein Mensch besitzt, umso mehr Lebenserfahrungen kann er im Laufe seines Lebens sammeln (Jork, Peseschkian 2006, S. 19). Verfügt ein Mensch also über eine Vielzahl von generalisierten Widerstandsressourcen werden Spannungszustände erfolgreich bewältigt und führen dazu das der Mensch sich mehr in Richtung des Endpunktes Gesundheit bewegt, bezogen auf das Gesundheits- Krankheits- Kontinuum, bzw. die Waagschale mit den Ressourcen gewinnt an Gewicht.

3 Anwendbarkeit der Salutogenese bei Krebserkrankungen

Krebs zählt seit jeher zu den emotional und metaphorisch stark besetzten Krankheiten. Es gilt als besonders bedauernswert an Krebs zu erkranken und für viele ist die Diagnose fast immer noch gleichbedeutend mit einem Todesurteil und wie nur wenige körperliche Krankheiten wird der Krebs auch mit der menschlichen Psyche in Verbindung gebracht (Stolberg 2003, S. 184). Antonovsky richtet seinen Blick auf die Gesundheit des Menschen und schafft mit seinem Konzept ein Konstrukt, welches erklärt wie der Mensch gesund bleibt. Die Richtung der Präventionsforschung, welche Antonovsky verfolgt hat, scheint paradox im Zusammenhang mit Krebs. Menschen mit Krebs sind schwer krank und zum Teil auch unheilbar krank, deshalb muss die salutogenetische Fragestellung dementsprechend umformuliert werden, damit sie Anwendung bei Krebserkrankten finden kann. Es kann nicht mehr gefragt werden "Was hält gesund?", es kann aber gefragt werden inwieweit das Ansprechen und die Förderung gesunder Anteile im Menschen, zu einer besseren Krankheitsbewältigung oder Verbesserung der Lebensqualität bei Krebserkrankten beitragen können (Weis 1997, S. 112). Die Zahl der Krebserkrankungen steigt und keine andere Erkrankung führt zu derartig starker existenzieller Verunsicherung und Ohnmachtszuständen, sowohl auf Seiten der Patienten als auch auf Seiten der Ärzte. Laut Robert Koch Institut beträgt die Zahl der Neuerkrankungen an Krebs in Deutschland bei den Männern ca. 230.500 und bei den Frauen ca. 206.000, Tendenz steigend. Geprägt ist eine Krebserkrankung meist von dem Gefühl des Ausgeliefertseins und dem Kontrollverlust über sein Leben. Ein an Krebs erkrankter Mensch nimmt sich weitgehend nur noch in der Pathologie seiner Erkrankung wahr. Die Krebserkrankung stellt sein ganzen Leben auf den Kopf und seine Existenz in Frage. In den letzten beiden Jahrzehnten hat ein Umdenken stattgefunden. Der ganze Mensch mit seiner psychischen Befindlichkeit und seiner sozialen Einbettung muss Berücksichtigung in der modernen Krebsbehandlung finden. Diese ganzheitliche Betrachtung des krebserkrankten Menschen wird mit dem Begriff der Psychoonkologie bezeichnet und enthält zentrale Aspekte der Salutogenese von Antonovsky (Weis 1997, S. 109).

3.1 salutogenetische Behandlungspfade in der Psychoonkologie

Die permanente Übelkeit, verstärkte Anfälligkeit für Virusinfekte sowie die ständige Abgeschlagenheit sind krankheits- und behandlungsbedingte Symptome einer Krebserkrankung. Ziel jeder Behandlung ist die Linderung der Symptome. Die moderne Krebsbehandlung beinhaltet psychoonkologische Betreuungsansätze, welche die Ziele einer Krebsbehandlung erweitert haben, um die Verbesserung der psychosozialen Anpassung an die Krankheit und deren Folgen. Weiß benennt folgende Behandlungsziele:

* Stärkung des Selbsthilfepotentials, der Selbstkontrolle und der Selbstverantwortung
* Gefühle offen auszusprechen (insbesondere Angst, Wut und andere negative Gefühle)
* Abbau von Angst, Depressionen, Hilf- und Hoffnungslosigkeit
* Steigerung des Selbstwertgefühls
* Verbesserung der mentalen Einstellung zur Krebserkrankung
* Förderung der personalen Ressourcen und der verbleibenden Gesundheit
* Kommunikation zwischen allen Beteiligten verbessern

Antonovsky benannte schon die Wichtigkeit der Ressourcenorientierung, der Selbstverantwortung und der Kompetenzstärkung in seinem Konzept, welche in den oben genannten Behandlungszielen wieder zu finden sind. Der Fokus salutogenetischer Behandlungspfade liegt in dem Prozess der kognitiven Umdeutung und Neu- Bewertung in Richtung der gesunden sowie gesunderhaltenden Faktoren. Der Mensch soll wieder Sinn in seinen Handlungen spüren, er soll Sinnhaftigkeit erfahren. Durch die Lebendbedrohlichkeit der Krebserkrankung, wird der Mensch handlungsunfähig und es kommt zu einem Kontrollverlust über sein eigenes Leben. Der selbstverantwortliche Umgang mit der eigenen Gesundheit, befähigt den Menschen wieder handlungsfähig zu werden. Er erlernt wie er seine Ernährung und seine Bewegungsgewohnheiten verändern kann, erlernt eine bessere Wahrnehmung der eigenen Bedürfnisse. Komplementiert werden salutogenetische Behandlungspfade in der Psychoonkologie zum Beispiel durch eine Verhaltenstherapie, eine Kunsttherapie, Gruppentherapie sowie Entspannungsübungen (Weis 1997, S. 109f). Festzuhalten ist, das die Salutogenese, ein Konzept ist, welches sehr wertvoll ist. Doch besonders bei der Übertragung auf Menschen mit Krebserkrankungen, fehlt es weitestgehend an empirischer Überprüfung. Ein Medizinstudent beendet sein Studium und trägt die

Hoffnung in sich von nun an den Menschen zu helfen und zu heilen. Doch gerade im Umgang mit Krebserkrankten sterben diese Hoffnungen hofft. Ohnmacht breitet sich auf Seiten des Arztes aus und gerade in dieser Ohnmacht liegt die Gefahr. Antonovsky bietet mit der Salutogenese ein Konzept, welches es zu lässt die Schattenseiten einer Krebserkrankung zu verdrängen. Es ist eine Gratwanderung, der Mensch schöpft Hoffnung und investiert Kraft in die Mobilisation seiner eigenen Ressourcen, kann dadurch aber ebenfalls überstrapaziert werden (Weis 1997, S. 113).

3.2 Möglichkeiten zur Stärkung des Kohärenzgefühls

Das Kernstück der Salutogenese ist das Kohärenzgefühl und je stärker es ausgeprägt ist, um so effektiv kann ein Mensch sich mit seiner Krankheit auseinandersetzen und diese bewältigen. Nach Annahmen von Antonovsky, entwickelt das Kohärenzgefühl sich im Laufe der Kindheit und des Jugendalters, und ist im frühen Erwachsenenalter gefestigt und kaum mehr veränderbar (Waller, S. 22). Mehrmals wurde schon Bezug auf Alexa Franke genommen, welche viel geforscht hat und sich mit dem Thema der Salutogenese intensiv auseinandersetzte. Franke selbst ist psychologische Psychotherapeutin und einer ihrer Forschungsschwerpunkte ist die Gesundheitsforschung. Ihrer Ansicht nach, kann Therapie dazu beitragen das Kohärenzgefühl eines Menschen weiter zu entwickeln. Mediziner und Pflegende können den Menschen unterstützen bei der Stärkung seines Kohärenzgefühls.

Die enge Arbeit mit dem Menschen ist Vorraussetzung dafür, doch gerade in der Onkologie liegt die Verweildauer im Verhältnis zu anderen Erkrankungen sehr hoch. Lange stationäre Aufenthalte oder immer wiederkehrende ambulante Behandlungen können die Basis schaffen für ein Vertrauensverhältnis zwischen Arzt und Patient, bzw. zwischen Pflegekraft und Patient. Es gilt herauszufinden, welchen Veränderungen es im Leben des Patienten bedarf um Konsistenz, Partizipation und Belastungsbalance zu steigern. Möglichkeiten sollten von Seiten der Ärzte bzw. der Pflegenden aufgezeigt werden, welche nötig sind um Veränderungen im Leben der Patienten zu bewirken. Ein Krebskranker befindet sich in einer sensiblen Phase seines Lebens und das Kohärenzgefühl ist in dieser Phase stark erschüttert. Wut, Trauer und Angst sind ständige Begleiter und machen den Patienten besonders verletzlich.

Aufgrund dieser Verletzlichkeit, formuliert Franke, dass Ärzte und Pflegekräfte besonders behutsam mit dem Patienten umgehen müssen. Sie können, nicht nur zur Stärkung des Kohärenzgefühls beitragen, sondern sie können es auch schädigen. Besondere Sorgfalt ist zu leisten, bei der persönlichen Beziehungsgestaltung zum Patienten, es sollte soviel Konsistenz,

Partizipation und Belastungsbalance wie möglich aufrecht erhalten werden (Franke, Modell der Salutogenese, S. 10f).

4 Kritische Würdigung der Salutogenese

Die Salutogenese ist für viele Bereiche interessant geworden, zum Beispiel für, wie unter Punkt 3.1 beschrieben, die Psychoonkologie, ebenfalls für die Psychosomatik, die Jugendhilfe oder die Geriatrie. Durch den Einzug in die verschiedenen Fachbereiche, setzen sich auch immer mehr Wissenschaftler, Ärzte und Pflegende mit dem Konzept auseinander und kamen zu unterschiedlichen kritischen Würdigungen von Antonovskys Konzept der Salutogenese.

4.1 Stärken

Zu Antonovskys Verdiensten gehört ohne Zweifel, die salutogenetische Perspektive scharf konturiert zu haben, sowie immer wieder auf sie hingewiesen zu haben. Anhand seines Fragebogens zur Lebensorientierung macht er das Kohärenzgefühl, der empirischen Forschung zugänglich, zugleich ist ihm dadurch gelungen ein imponierendes internationales Netzwerk aus Forschergruppen aufzubauen (Köhle et al. 1994, S. 67). Aus gerontopsychosomatischer Sicht ist festzuhalten, dass der Heterostase - Begriff als Gewinn gewertet werden kann (Heuft 1994, S. 43). Ebenso positiv fällt auf, das Ähnlichkeiten bestehen zwischen dem Grundgedanken der Salutogenese und dem Lebensweisenkonzept der Weltgesundheitsorganisation sowie dem Konzept der Gesundheitsförderung, welches 1986 in der Ottawa- Charta niedergelegt wurde (Bengel 2001, S. 89). Faltermaier stellte 1994 fest, das dass Modell der Salutogenese die als erste und am weitesten entwickelte Theorie zur Erklärung von Gesundheit darstellt. Das Konzept in seiner Komplexität, Geschlossenheit und mit seiner Fähigkeit zur Integration vieler Forschungsbefunde ist beeindruckend und hebt sich damit positiv von anderen Forschungsergebnissen ab. Das gesamte Konzept orientiert sich konsequent an der Gesundheit des Menschen ohne sie zu idealisieren (Faltermaier 1994, S. 54).

4.2 Schwächen

Antonovsky geht von einem Gesundheits- Krankheit- Kontinuum aus und sieht den Menschen auf einer Achse mit zwei Endpunkten. Entweder ist laut Antonovsky der Mensch mehr dem Pol Krankheit zugewandt oder eher dem Pol Gesundheit, er hat eine eindimensionale

Vorstellung. Besser erscheint die Annahme, Krankheit und Gesundheit als zwei voneinander unabhängige Faktoren zu sehen (Lutz, Mark 1994, S. 33). Antonovskys Konzept der Salutogenese ist beeindruckend und bahnbrechend zu gleich, doch es ist nicht fertig. Es beinhaltet Unklares, Widersprüche und manche Gedankengänge scheinen nicht zu Ende gedacht worden. Zu dieser Annahme kam Franke, als sie eines von Antonovskys Werken ins Deutsche übersetzte (Franke 1997, S.11). Laut Jerusalem 1997 und Faltermaier 1994 ist das Modell sehr komplex und auf Grund der Komplexität ist es der empirischen Prüfung nur schwer zugänglich (Bengel 2001, S. 89). Wobei im voran gegangenen Text Köhle die empirische Forschung an Hand des Fragebogens sehr lobte. Komplett außer Acht ließ Antonovsky die genetischen Faktoren bezüglich einer Erkrankung (Bengel 2001, S. 90).

5 Fazit und Ausblick

Gesucht wurde nach einem alternativen Konzept, statt einem rein pathologischen Modell, welches Möglichkeiten schafft, besser mit einer Krebserkrankung umzugehen. Vor diesem Hintergrund wurde die Salutogense von Aaron Antonovky vorgestellt und mit seinen Elementen beschrieben. Das Kernstück des Modells, welches auch als Hauptressource des Menschen bezeichnet wird, ist das Kohärenzgefühl (*sense of coherence*) mit seinen drei Komponenten: Verstehbarkeit, Handhabbarkeit und Sinnhaftigkeit. Antonovskys Konzept findet in Deutschland immer mehr Anhänger, aber dass Modell ist als Kernkonzept zu verstehen, denn Antonovsky hinterlässt Unklares und Widersprüche in seinem Modell. Ein Grund der steigenden Anhängerschaft könnte sein, das Antonovsky eine neue Sichtweise vorstellt und damit das alte Paradigma kritisiert. Die salutogenetische Sichtweise fragt nicht "Was macht krank?" sondern sie fragt "Was hält den Menschen gesund?". Gelöst von der traditionell-medizinischen pathologischen Sichtweise werden versucht Möglichkeiten zu finden, welche den Menschen befähigen besser mit seiner Krebserkrankung umzugehen. Die Salutogenese erscheint dafür, trotz vorliegender Schwächen ein geeignetes Konzept zu sein. Joachim Weis beschrieb denkbar sinnvoll Ansätze salutogenetischer Behandlungspfade in der Psychoonkologie, verwies aber auch darauf, das die Übertragung der Salutogenese auf Krebserkrankte eine Gratwanderung darstellt und es dringend weiter empirischer Überprüfung bedarf. Ebenfalls Alexa Franke setzte sich intensiv mit dem Thema der Salutogenese auseinander, sinnvoll beschrieb sie Möglichkeiten um des Kohärenzgefühl zu stärken. In Weiterführung ihrer Gedanken, wäre es vorstellbar konkrete Maßnahmen zu benennen, die positiv auf die Stärkung des Kohärenzgefühls eines Krebserkrankten wirken können. Da es an ausreichender empirischer Überprüfung fehlt, könnten konkrete Forschungsprojekte durchgeführt werden, zum Beispiel die Schaffung einer Pilotstation welche unter salutogenetischen Gesichtpunkten Krebserkrankte betreut. Denkenswert wäre es auch eine Art von Case Management unter salutogenetischen Aspekten zu schaffen, welches gekoppelt ist mit betriebswirtschaftlichen Ansätzen. Abzuwarten ist wie die Weiterentwicklung des salutogenetischen Gedankengutes sich in den nächsten Jahren vollzieht.

6 Quellenverzeichnis

Antonovsky, A. (1997): Salutogenese. Zur Entmystifizierung der Gesundheit. Tübingen: dgvt

Bengel, J. et al. (2001): Was erhält Menschen gesund? Antonovskys Modell der Salutogenese – Diskussionsstand und Stellenwert. Band 6 der Reihe Forschung und Praxis der Gesundheitsförderung, Hrsg: Bundeszentrale für gesundheitliche Aufklärung, erweiterte Neuauflage. Köln: Schiffmann

Faltermaier, T. (1994): Gesundheitsbewusstsein und Gesundheitshandeln. Weinheim: Beltz

Franke, A. (1997): Zum Stand der konzeptionellen und empirischen Entwicklung des Salutogenesekonzepts. In: Antonovsky, A.: Salutogenese. Zur Entmystifizierung der Gesundheit. Tübingen: dgvt: 11 - 13, 169 - 190

Franke, A. (o.J.): Das Modell der Salutogenese. Online im Internet: „http://www.ev.akademie-tutzing.de/doku/programm/get_it.php?ID=393 (Abruf: 16.01.2010)"

Heuft, G. (1994): Zur Diskussion des Salutogenese-Konzeptes von A. Antonovsky aus gerontopsychosomatischer Sicht. In: Lamprecht, F./ Johnen, R. (Hrsg.): Salutogenese. Ein neues Konzept in der Psychosomatik?. Frankfurt (Main): VAS: 43 - 44

Jork, K. (2006): Das Modell der Salutogenese von Aaron Antonovsky. In: Jork K./ Peseschkian N. (Hrsg.): Salutogenese und positive Psychotherapie. 2., überarbeitete und ergänzte Auflage, Bern: Huber: 17 – 25.

Köhle, K. et al. (1994): Das Salutogenese- Konzept in Theorie und Praxis. In: Lamprecht, F./ Johnen, R. (Hrsg.): Salutogenese. Ein neues Konzept in der Psychosomatik?. Frankfurt (Main): VAS: 63 – 84

Lutz, R./ Mark, N. (1994): Gesundheit und Krankheit, wirklich ein Kontinuum. In: Lamprecht, F./ Johnen, R. (Hrsg.): Salutogenese. Ein neues Konzept in der Psychosomatik?. Frankfurt (Main): VAS: 33 – 34

Meller, S. (2008): Selbstverwirklichung als triadisches Konzept in der Gesundheitspsychologie. Eine integrative Sicht auf Persönlichkeit und Salutogenese. Dissertation. Hamburg: Tectum

Rückert, N. et al. (2006): Leib und Seele: Salutogenese und Pathogenese. Berlin: Frank & Timme

Siegrist, J./ von dem Knesebeck, O. (2004): Prävention chronischer Stressbelastung. In: Hurrelmann K. et al. (Hrsg.): Lehrbuch Prävention und Gesundheitsförderung. Bern: Huber: 121 – 129

Stolberg, M. (2003): Homo patiens. Krankheits- und Körpererfahrungen in der Frühen Neuzeit. Köln: Böhler

Waller, H. (2000): Gesundheitswissenschaft. Studienbrief 1: Einführung und Gesundheitskonzepte im Überblick. Studienbrief der Hamburger Fern- Hochschule

Weis, J. (1997): Das Konzept der Salutogenese in der Psychoonkologie. In: Bartsch, H. H./ Bengel, J. (Hrsg.): Salutogenese in der Onkologie. Tumortherapie und Rehabilitation. Basel: Karger: 106 – 115

Weltgesundheitsorganisation (WHO), Ottawa-Charta zu Gesundheitsförderung, 1986. Online im Internet: „http://www.who.it/AboutWHO/Policy/20010827_2?language=German (Abruf: 16.02.2010)"

BEI GRIN MACHT SICH IHR WISSEN BEZAHLT

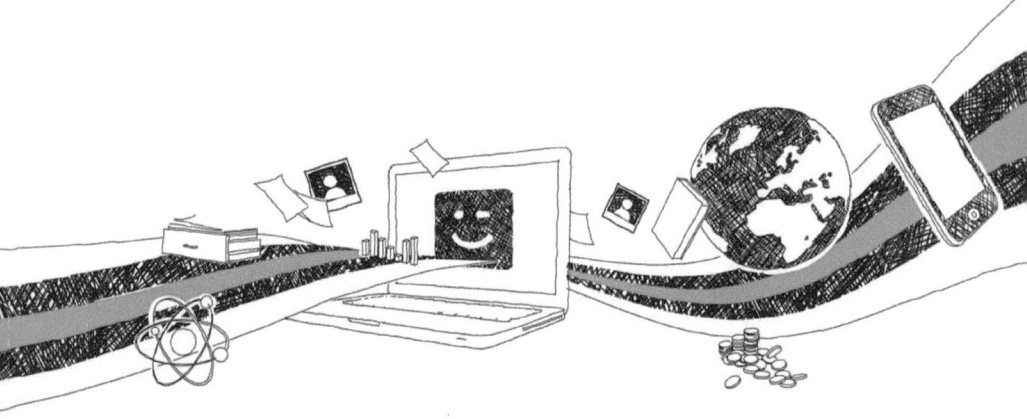

- Wir veröffentlichen Ihre Hausarbeit,
  Bachelor- und Masterarbeit

- Ihr eigenes eBook und Buch -
  weltweit in allen wichtigen Shops

- Verdienen Sie an jedem Verkauf

Jetzt bei www.GRIN.com hochladen und kostenlos publizieren

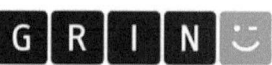